Autres livres par:
Carmen & Rosemary Martínez Jover

Disponible sur:
www.amazon.com & www.carmenmartinezjover.com

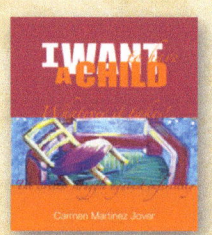
Je veux avoir un enfant!

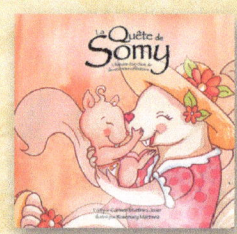
La Quête de Somy

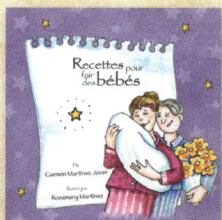
Recettes pour savoir comment sont faits les bébés

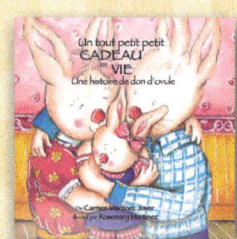
Un tout petit petit Cadeau de Vie: filles*

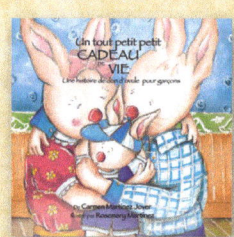
Un tout petit petit Cadeau de Vie: garçons*

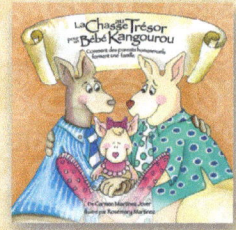
La chasse au trésor pour un bébé kangourou

* Disponible sur:
English, Español, Français, Italiano, Português, Svenska, Türkiye, Česky, Русский & Nederlands

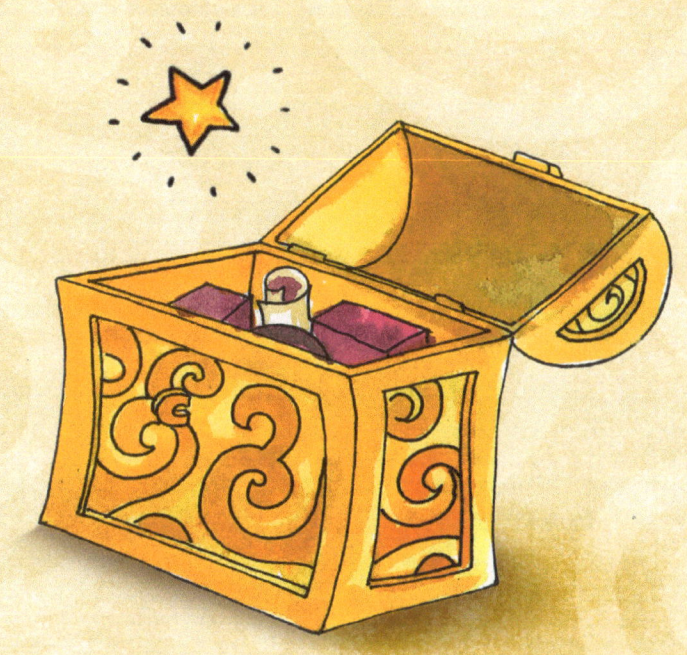

Nous dédions ce livre
à tous ceux qui cherchent
les **trésors de leurs vies.**

Carmen & Rosemary Martínez Jover

Copyright Français © 2017 **Carmen Martínez Jover**
www.carmenmartinezjover.com
Copyright des illustrations © 2009 **Rosemary Martínez Jover**
www.rosemarymartinez.com

ISBN: 978-607-29-0625-9

La Chasse au Trésor pour un Bébé Kangourou
1èr édition, Juin 2013

La Chasse au Trésor pour Kangourous Jumeaux
1èr édition français, julliet 2017

Histoire: Carmen Martínez Jover
Dessin et Illustrations: Rosemary Martínez
Mise en page: Victor Alfonso Nieto
Croquis: Rosemary Martínez, Judith Ferado
Traduction: Fanny Vinet fanny.vinet@yahoo.fr

Touts droits réservés. Ce livre ne peut être reproduit, ni en partie ni dans sa totalité, ni le texte, ni les illustrations, sous aucune forme, sans la permission écrite de l'auteur.

La Chasse au Trésor pour Kangourous Jumeaux

De
Carmen Martínez Jover

Illustré par
Rosemary Martínez

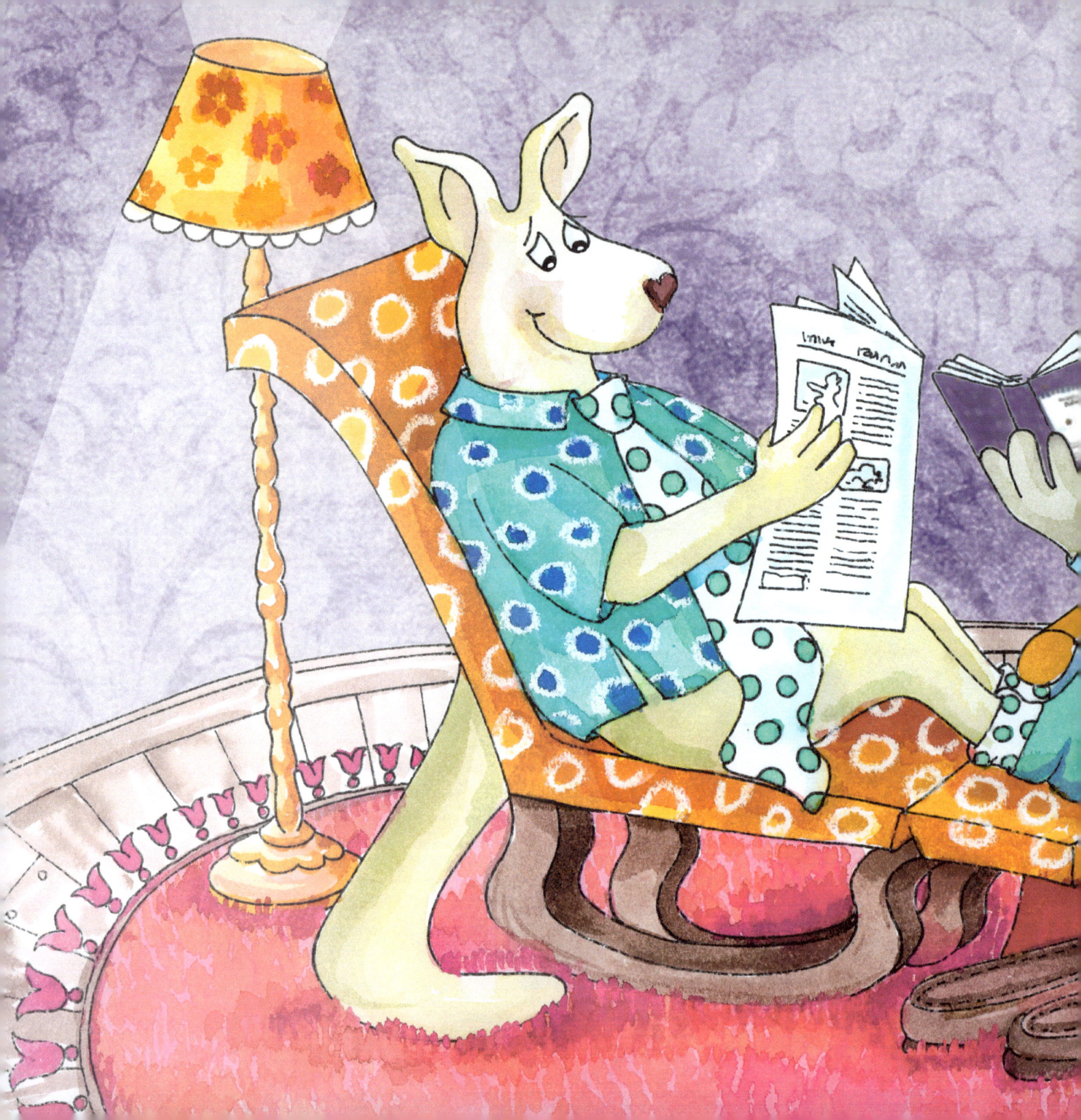

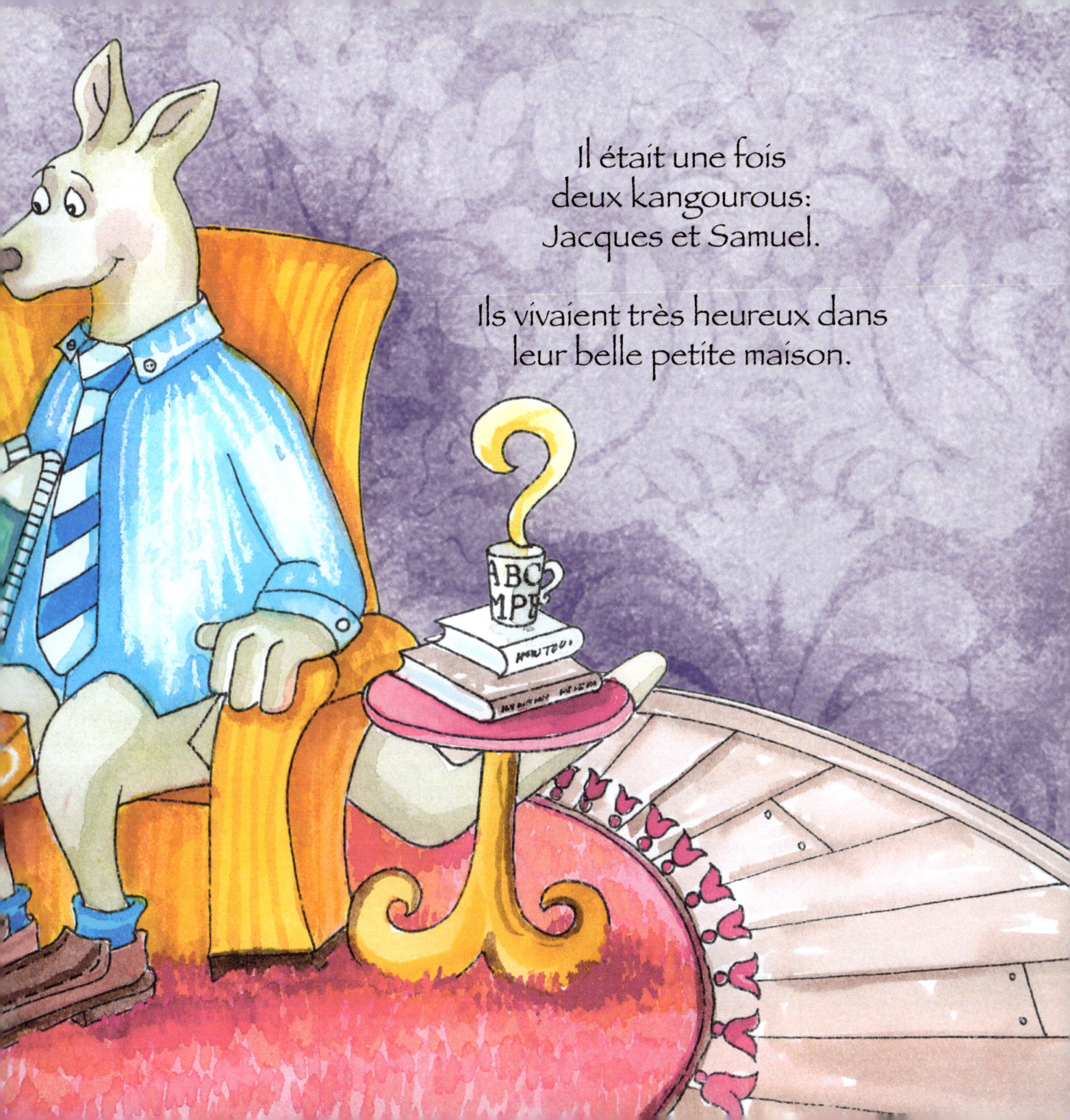

Il était une fois
deux kangourous:
Jacques et Samuel.

Ils vivaient très heureux dans
leur belle petite maison.

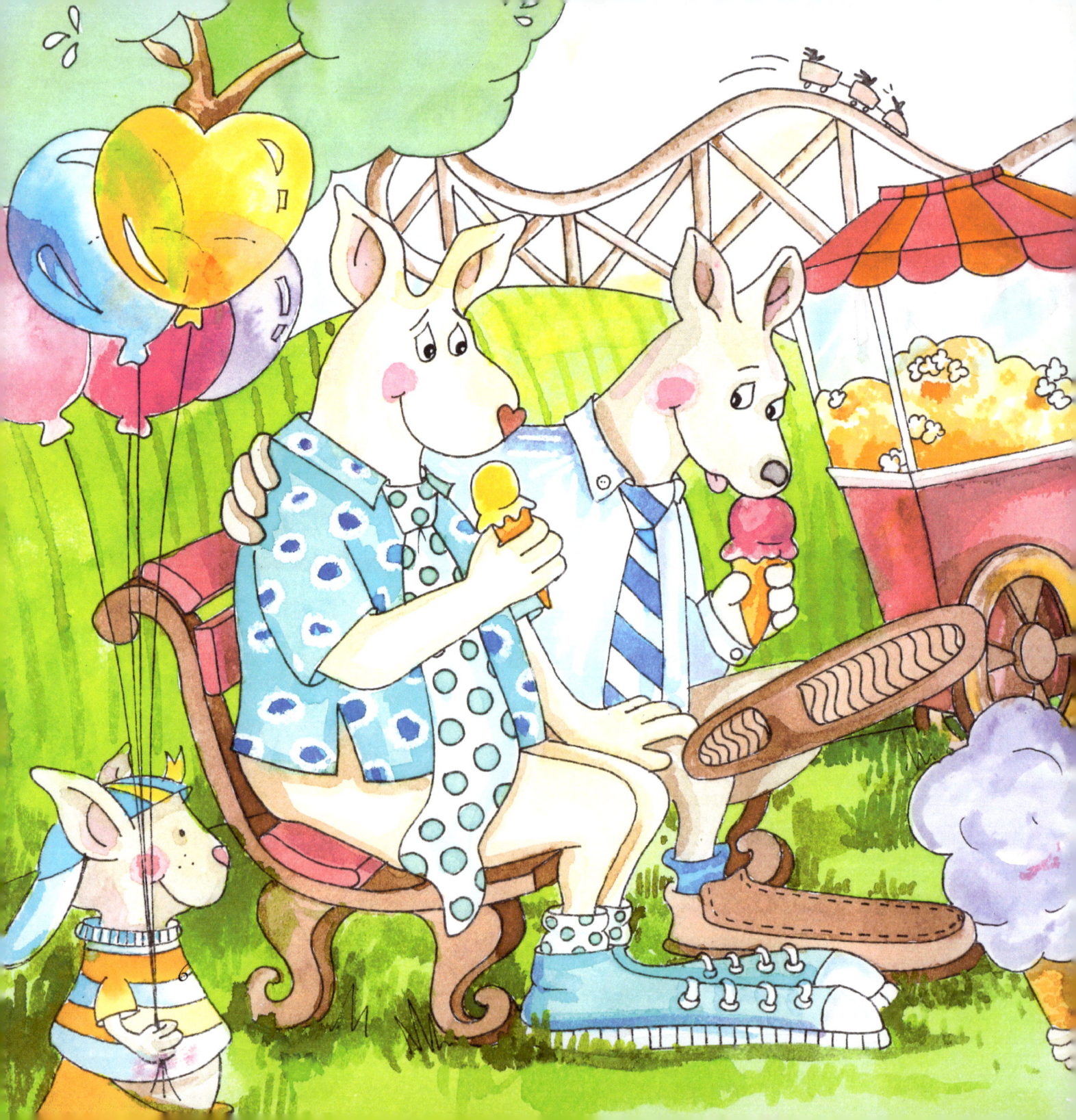

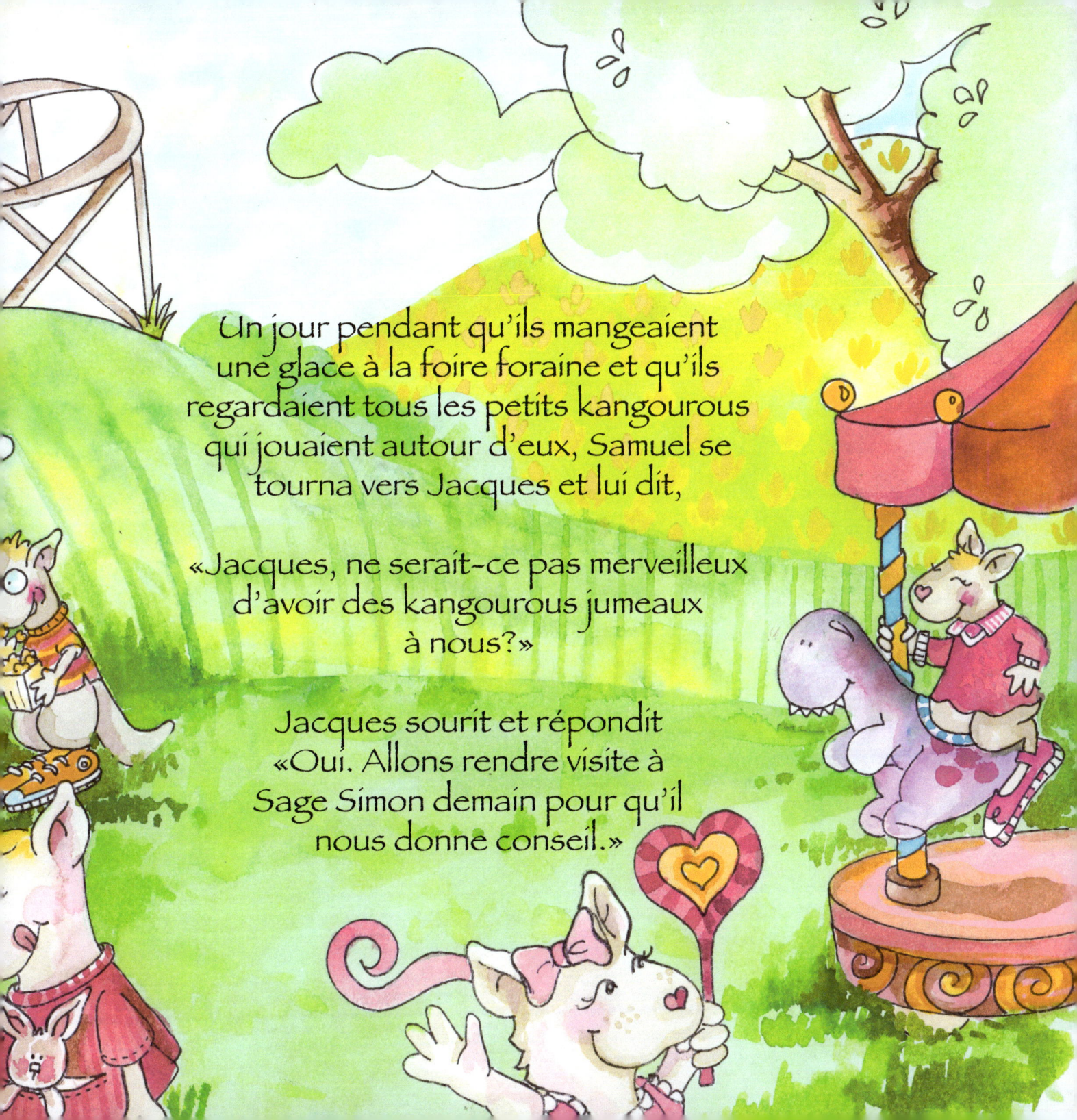

Un jour pendant qu'ils mangeaient une glace à la foire foraine et qu'ils regardaient tous les petits kangourous qui jouaient autour d'eux, Samuel se tourna vers Jacques et lui dit,

«Jacques, ne serait-ce pas merveilleux d'avoir des kangourous jumeaux à nous?»

Jacques sourit et répondit «Oui. Allons rendre visite à Sage Simon demain pour qu'il nous donne conseil.»

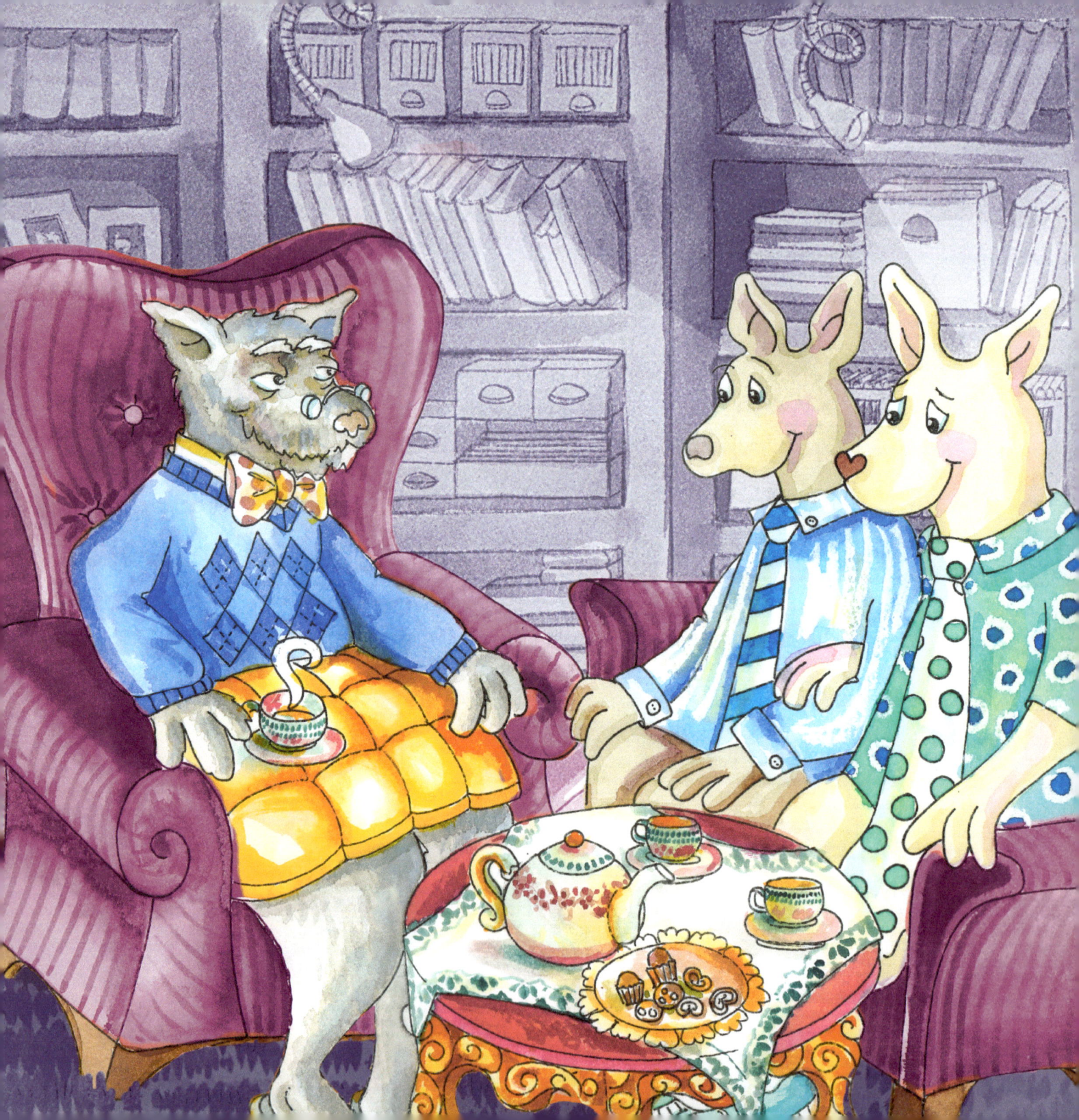

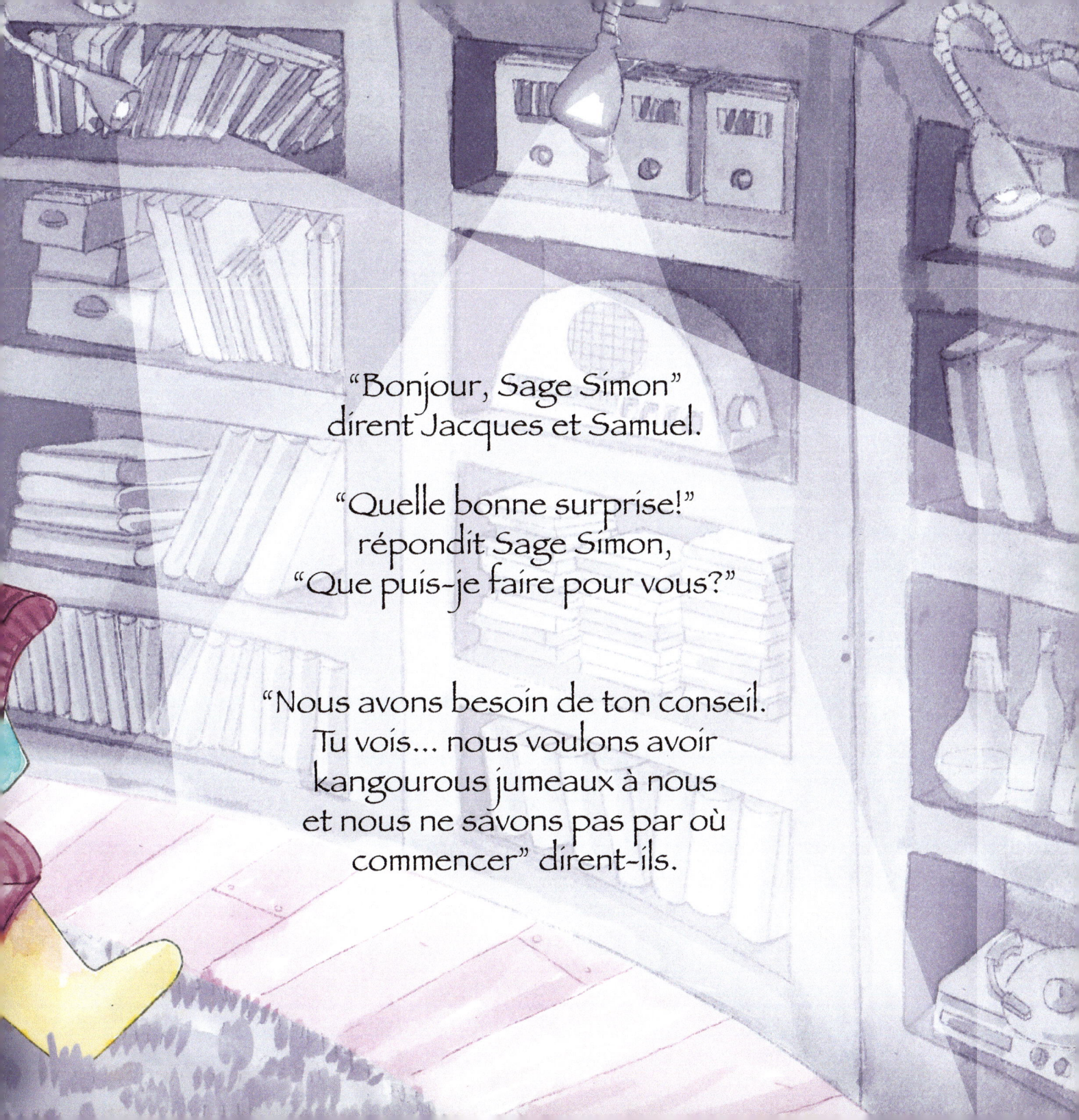

"Bonjour, Sage Simon"
dirent Jacques et Samuel.

"Quelle bonne surprise!"
répondit Sage Simon,
"Que puis-je faire pour vous?"

"Nous avons besoin de ton conseil.
Tu vois... nous voulons avoir
kangourous jumeaux à nous
et nous ne savons pas par où
commencer" dirent-ils.

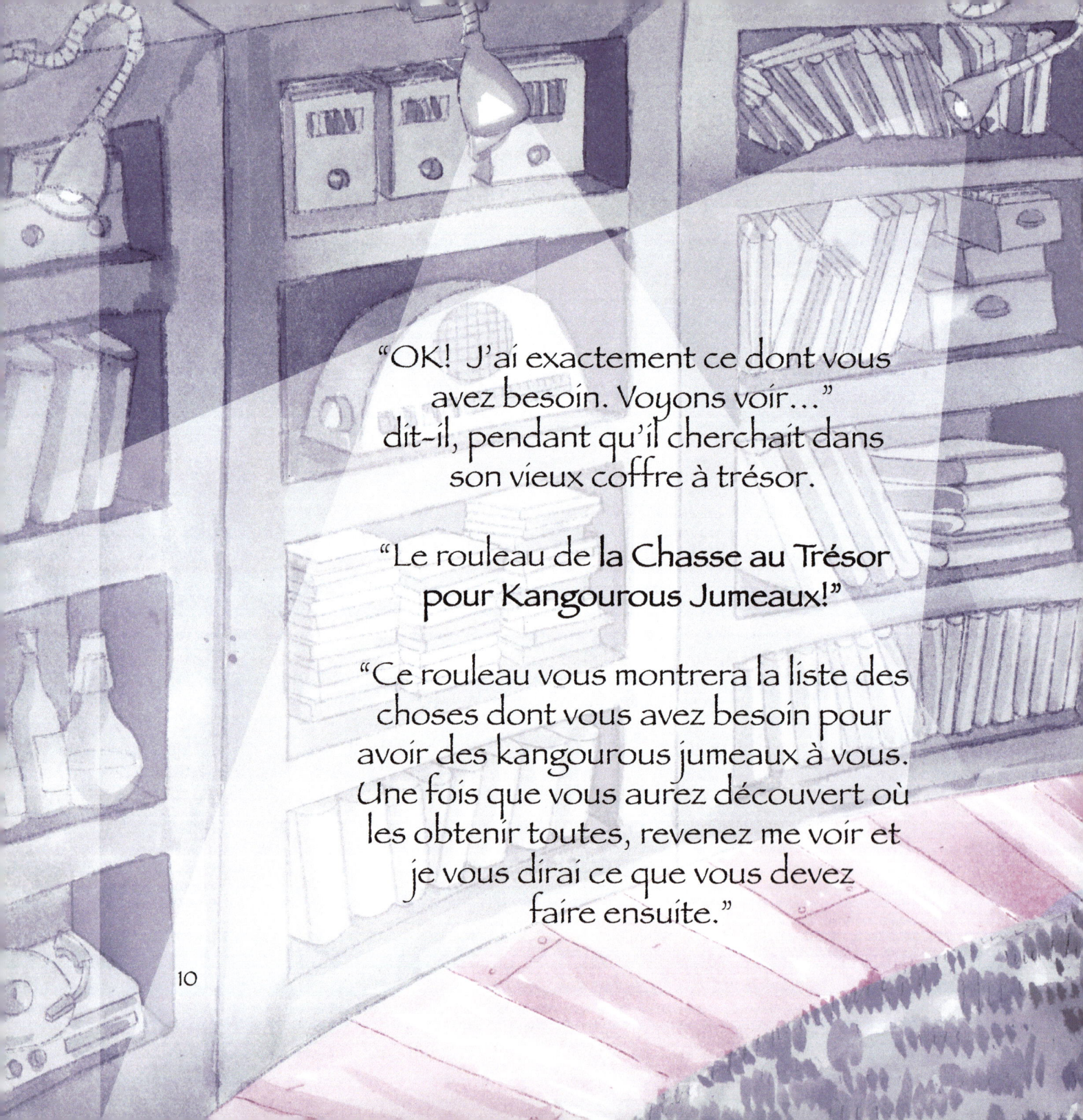

"OK! J'ai exactement ce dont vous avez besoin. Voyons voir…" dit-il, pendant qu'il cherchait dans son vieux coffre à trésor.

"Le rouleau de la Chasse au Trésor pour Kangourous Jumeaux!"

"Ce rouleau vous montrera la liste des choses dont vous avez besoin pour avoir des kangourous jumeaux à vous. Une fois que vous aurez découvert où les obtenir toutes, revenez me voir et je vous dirai ce que vous devez faire ensuite."

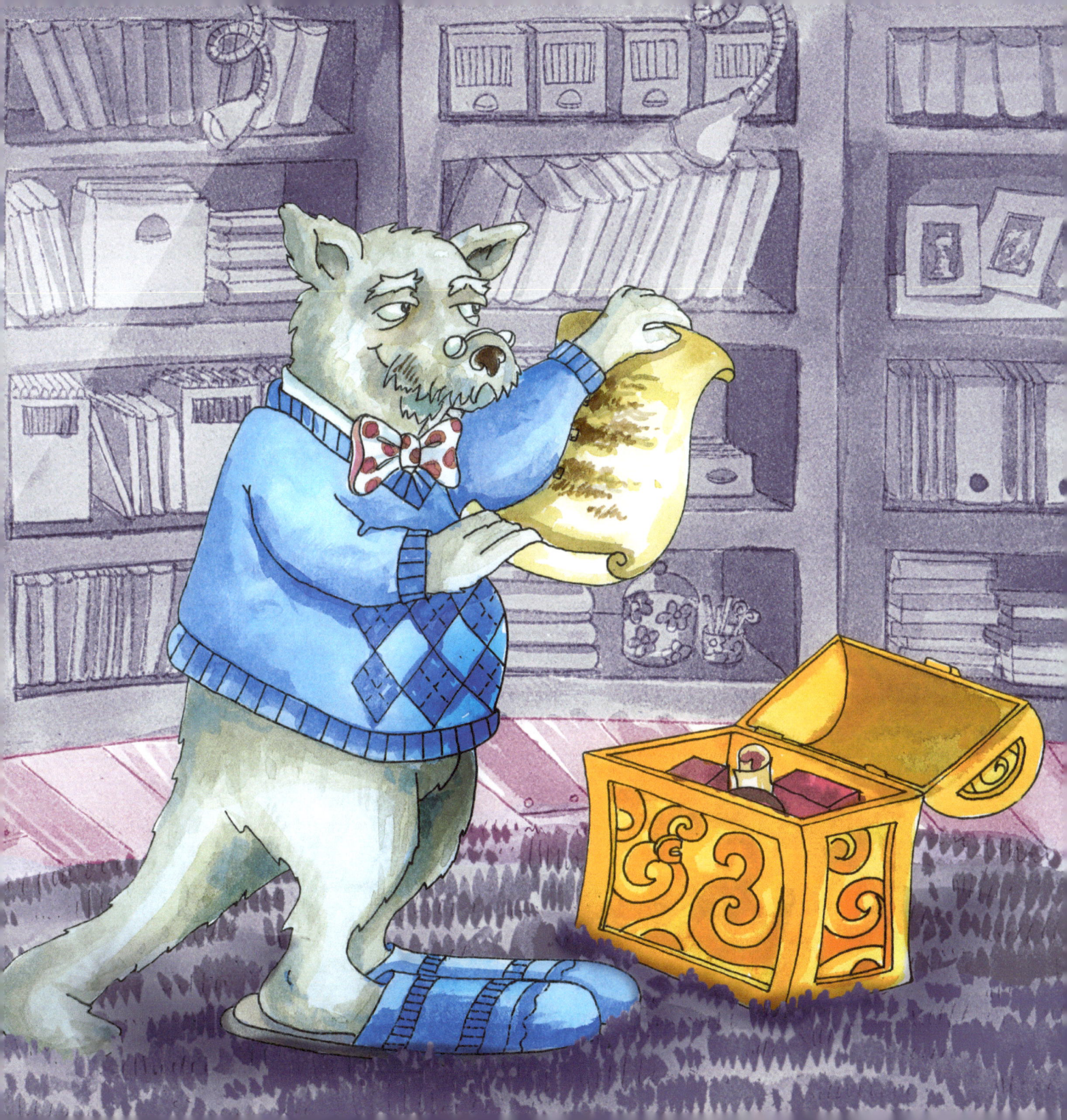

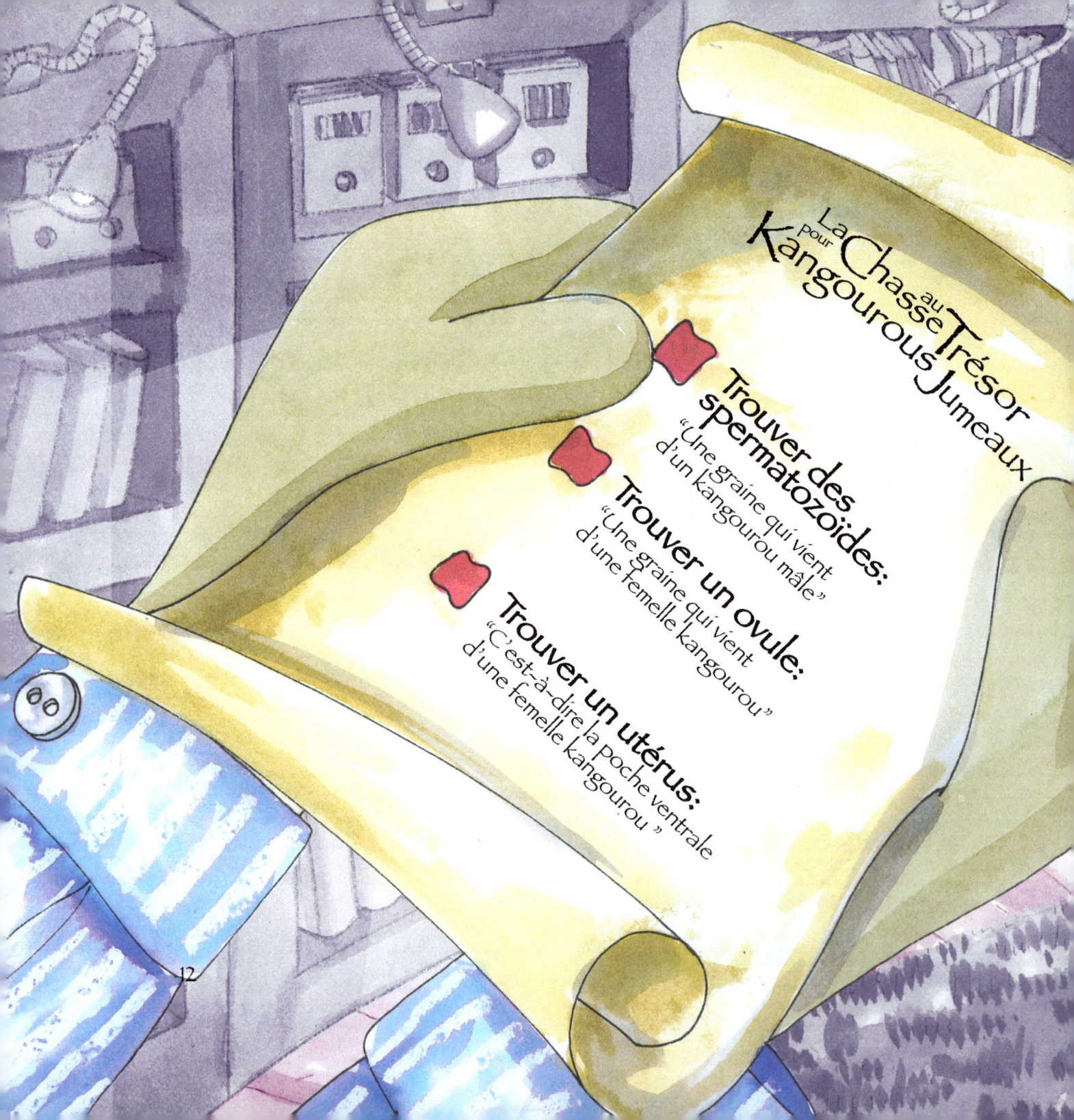

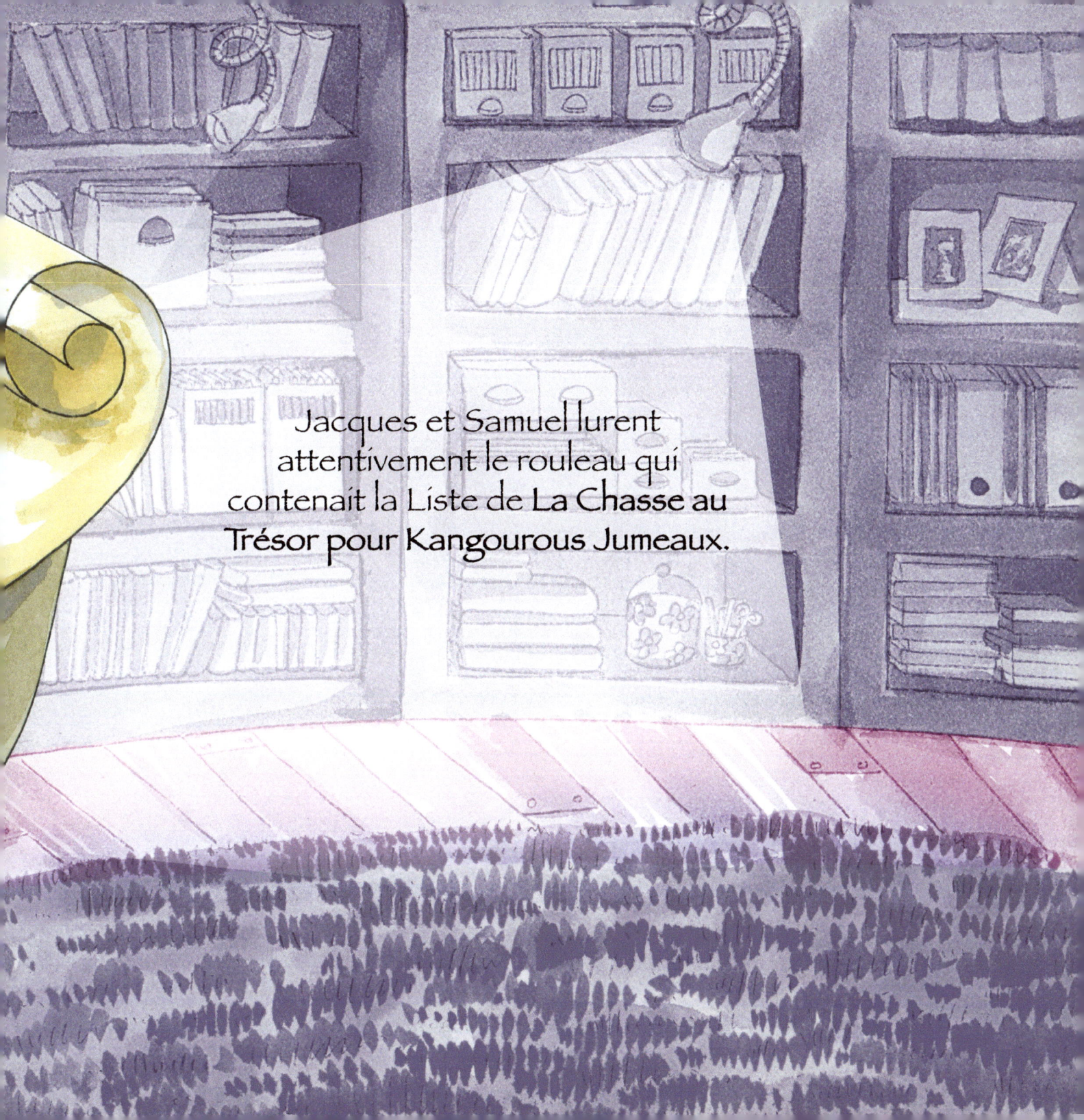

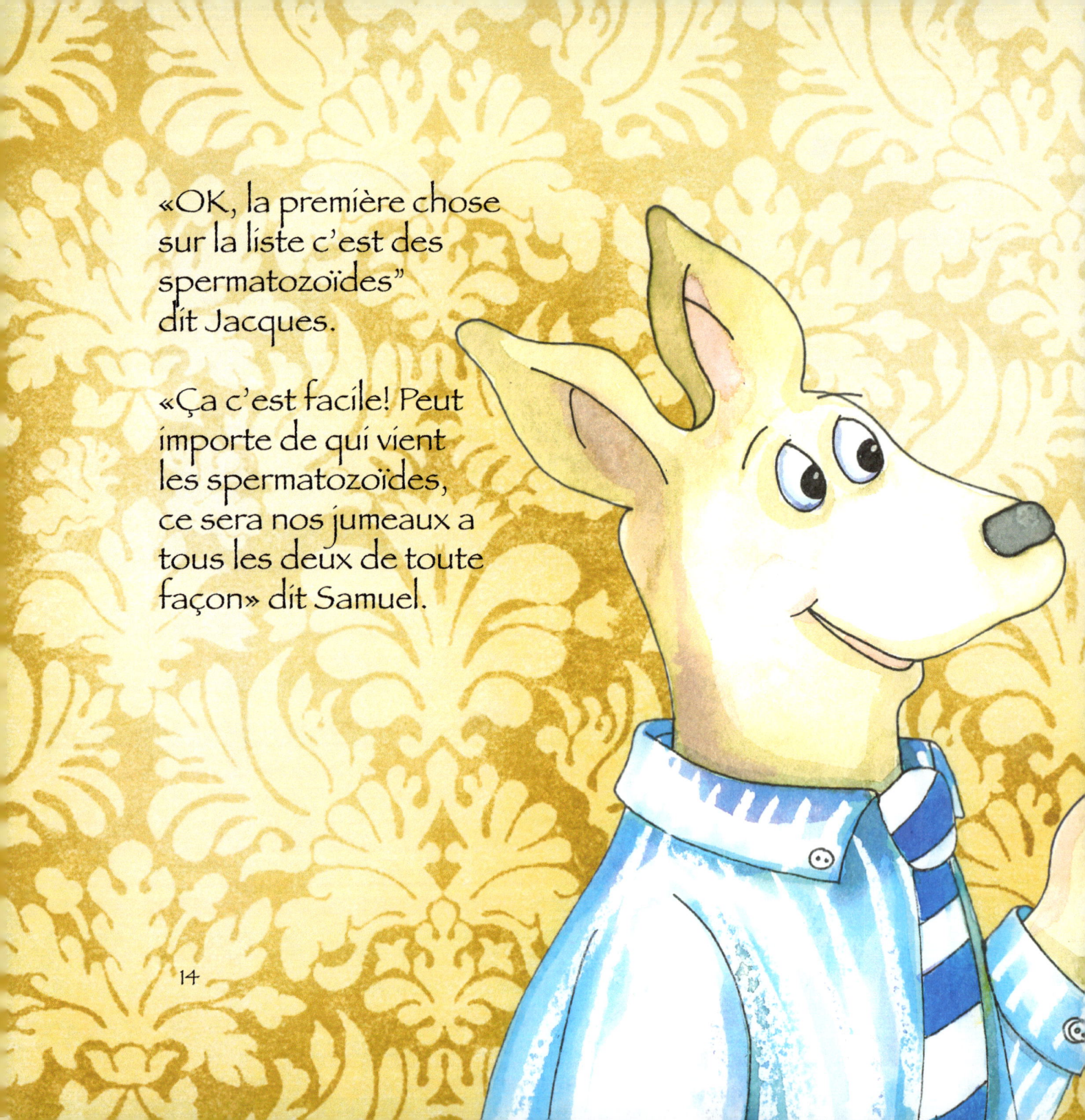

«OK, la première chose sur la liste c'est des spermatozoïdes" dit Jacques.

«Ça c'est facile! Peut importe de qui vient les spermatozoïdes, ce sera nos jumeaux a tous les deux de toute façon» dit Samuel.

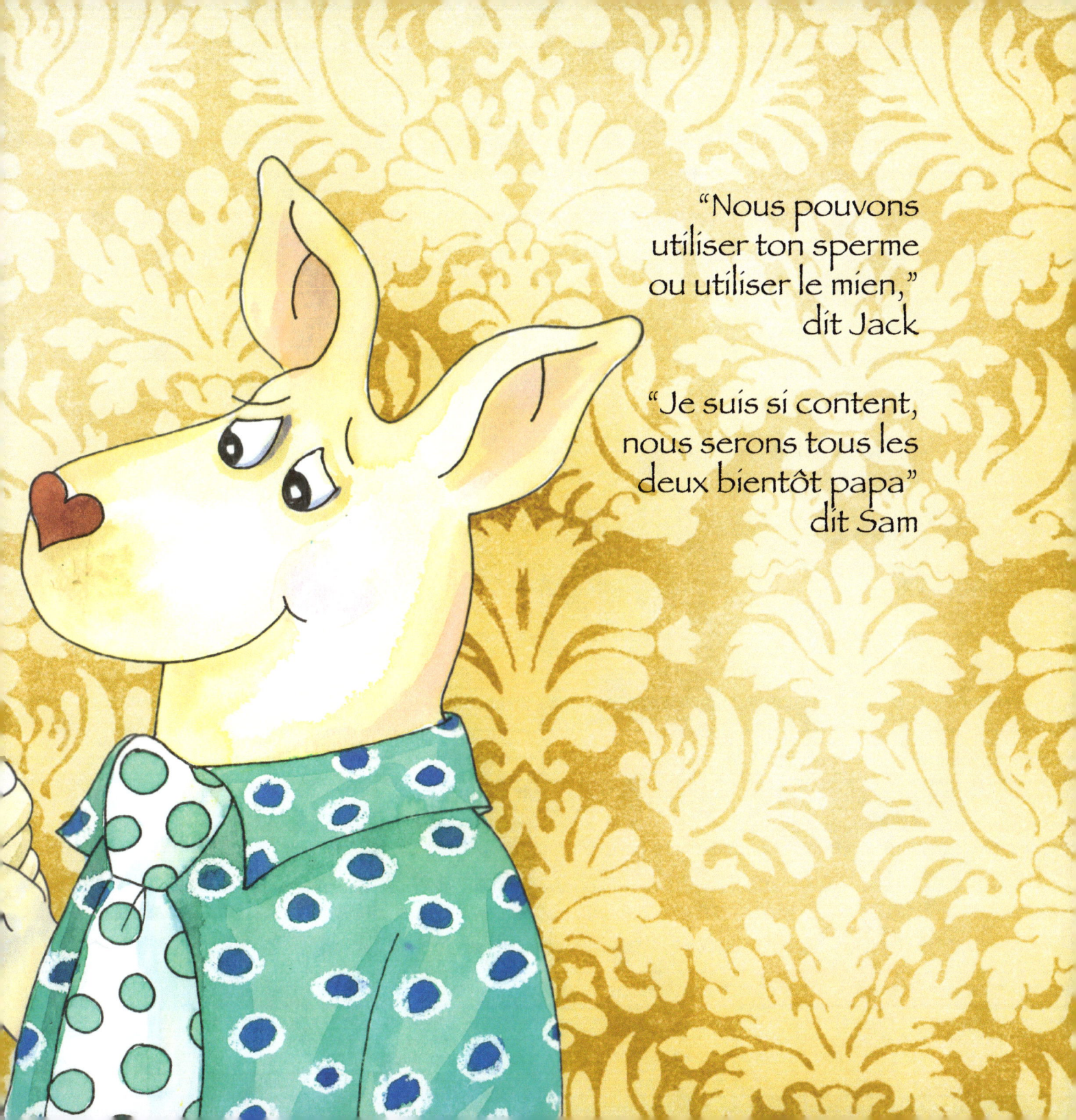

Jacques et Samuel, tout contents, cochèrent la première des choses que Sage Simon leur avait demandé de trouver.

"Maintenant nous devons trouver un ovule" dit Jacques.

"Allons rendre visite à Aimable Adèle!" dit Samuel.

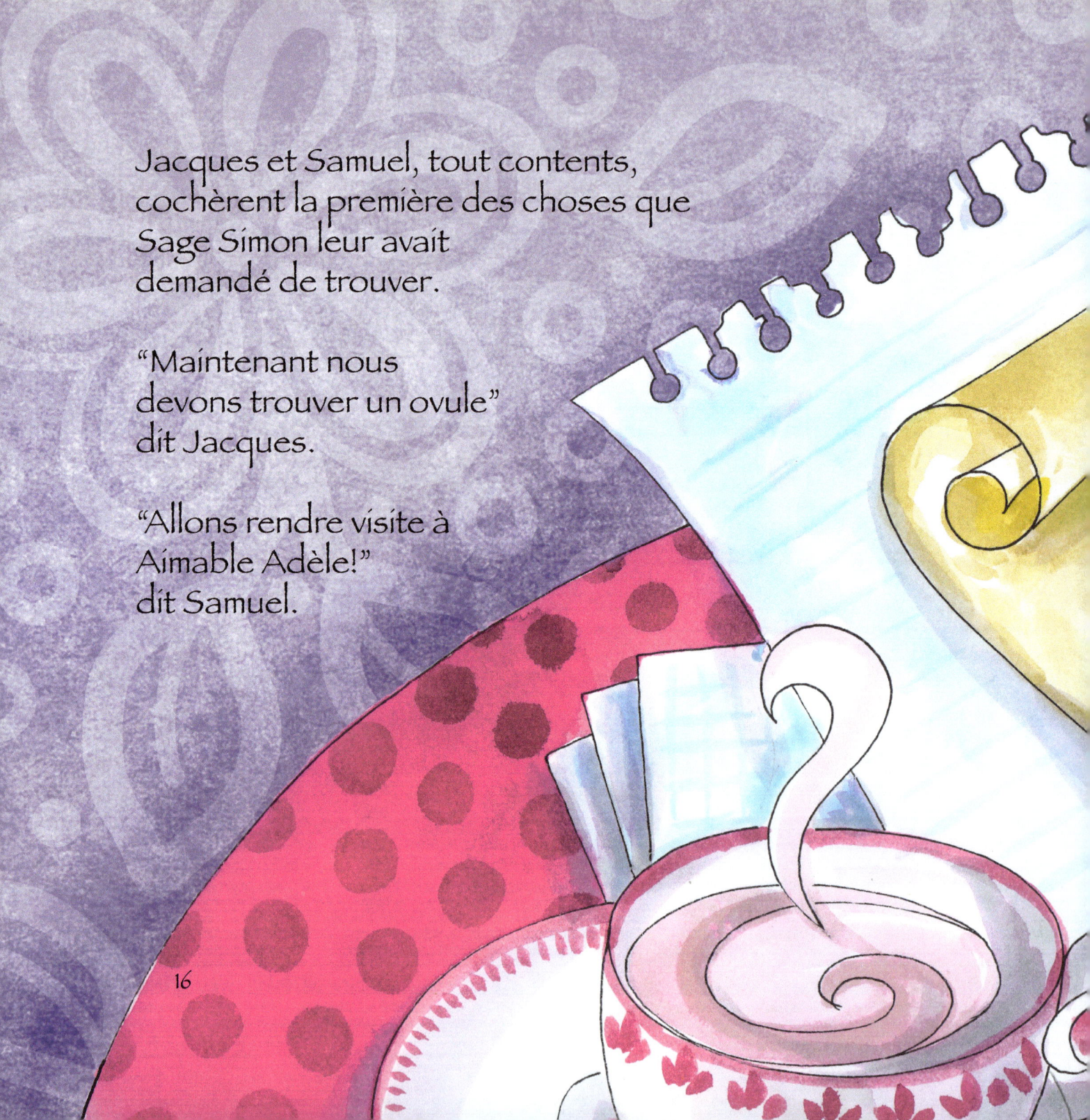

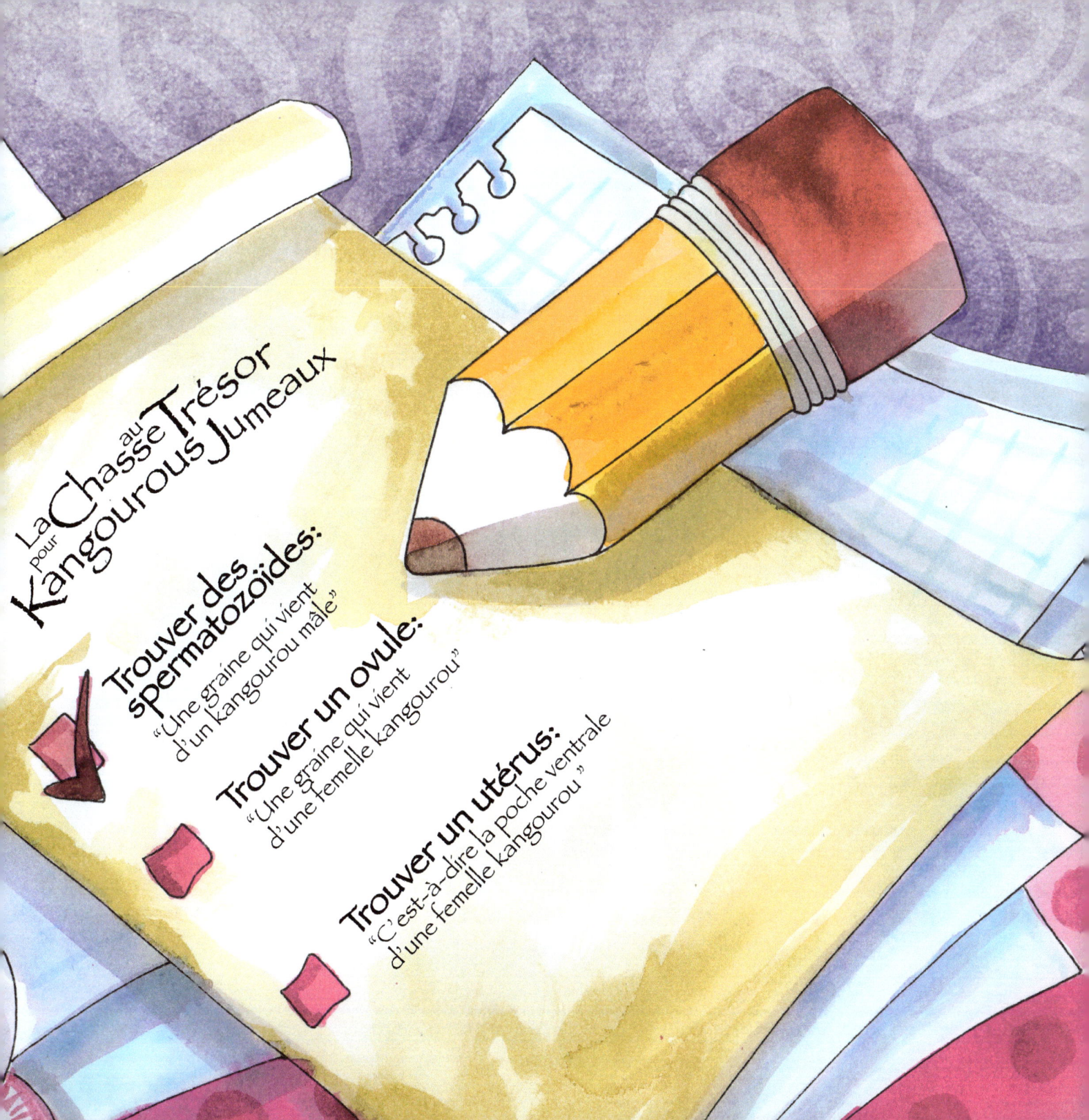

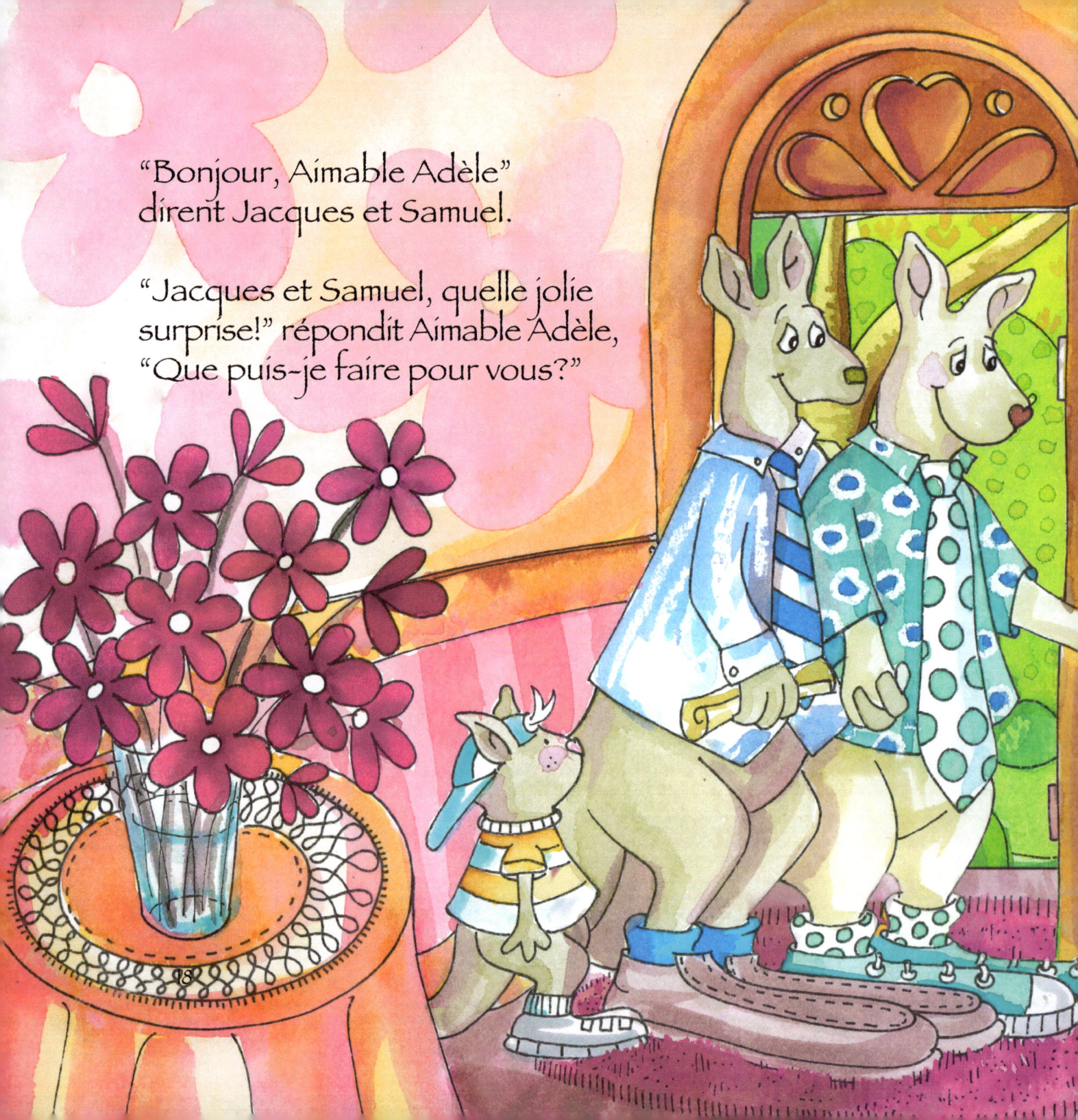

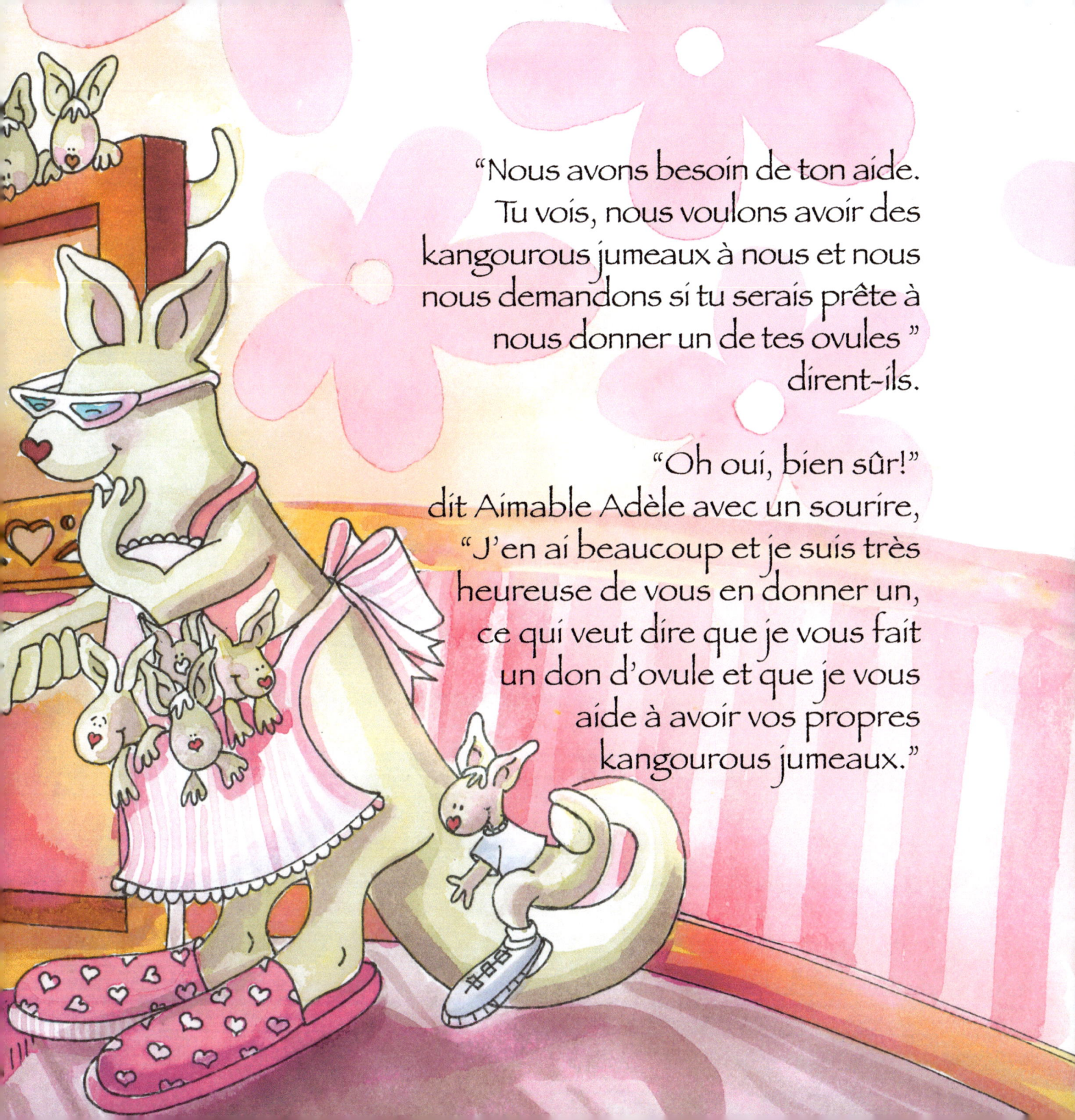

"Nous avons besoin de ton aide. Tu vois, nous voulons avoir des kangourous jumeaux à nous et nous nous demandons si tu serais prête à nous donner un de tes ovules" dirent-ils.

"Oh oui, bien sûr!" dit Aimable Adèle avec un sourire, "J'en ai beaucoup et je suis très heureuse de vous en donner un, ce qui veut dire que je vous fait un don d'ovule et que je vous aide à avoir vos propres kangourous jumeaux."

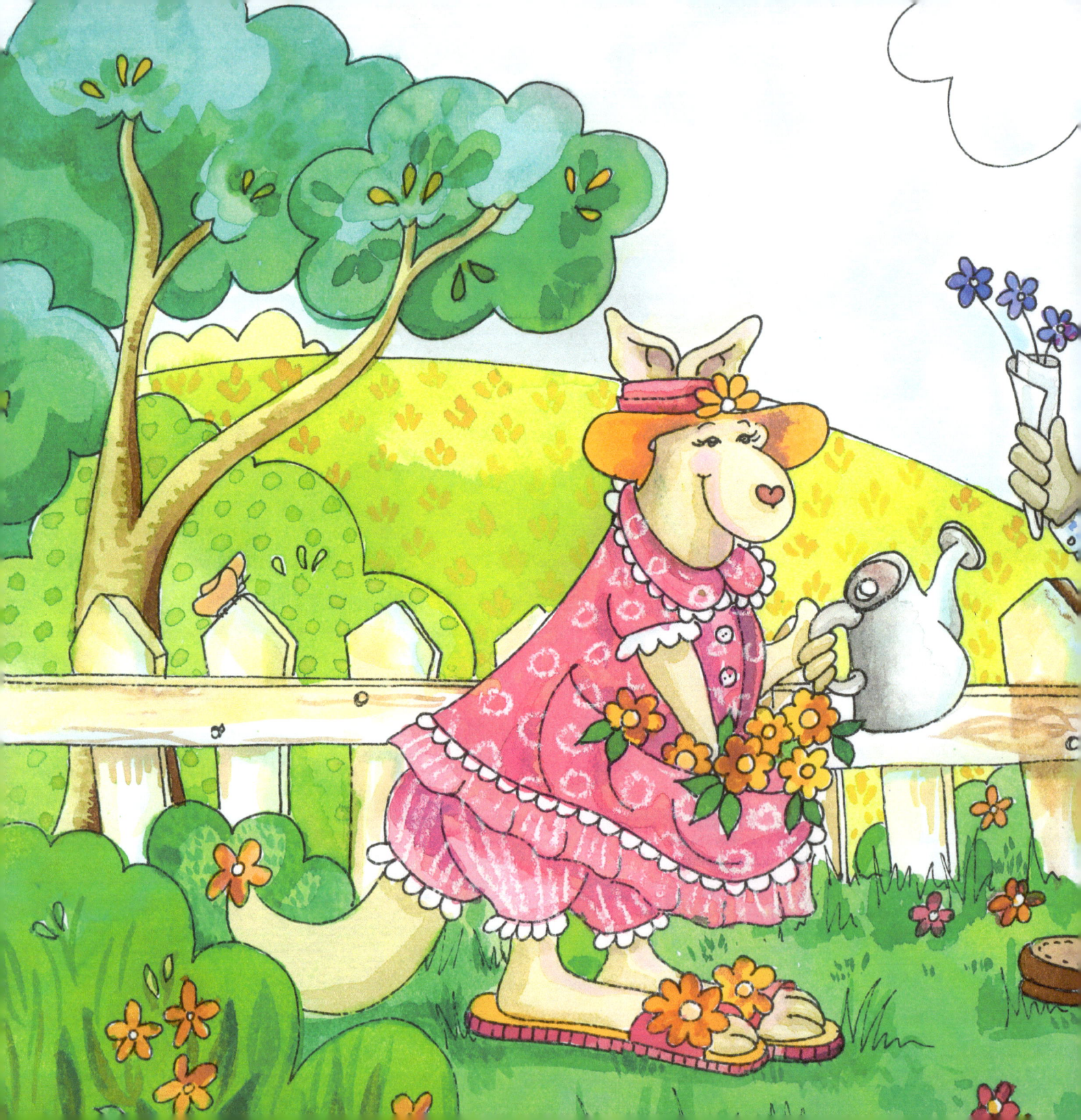

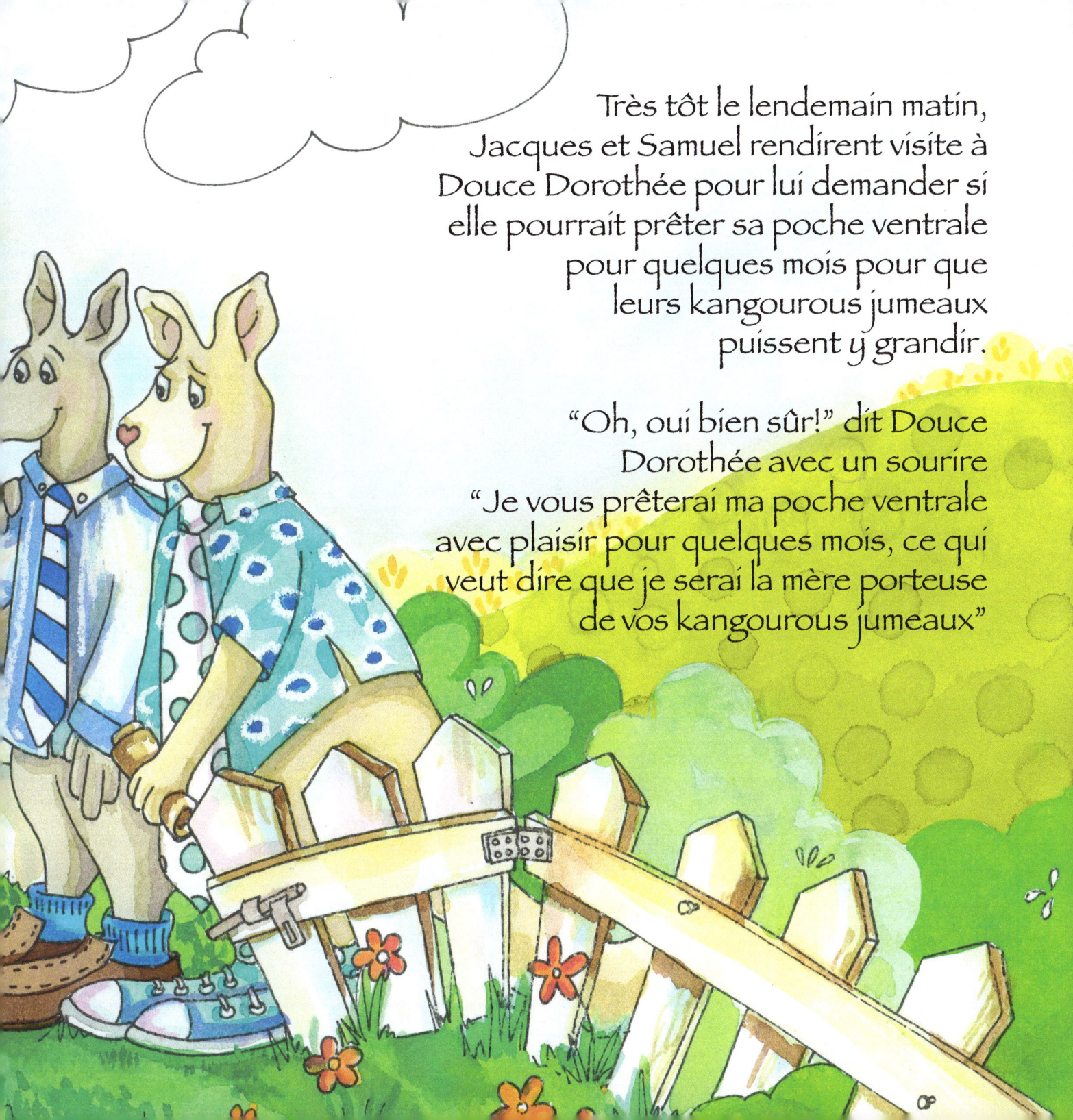

Très tôt le lendemain matin, Jacques et Samuel rendirent visite à Douce Dorothée pour lui demander si elle pourrait prêter sa poche ventrale pour quelques mois pour que leurs kangourous jumeaux puissent y grandir.

"Oh, oui bien sûr!" dit Douce Dorothée avec un sourire "Je vous prêterai ma poche ventrale avec plaisir pour quelques mois, ce qui veut dire que je serai la mère porteuse de vos kangourous jumeaux"

Jacques et Samuel étaient ravis d'avoir obtenu tout ce qui se trouvait sur la liste de La Chasse au Trésor pour Kangourous Jumeaux et ils rendirent visite immédiatement à Sage Simon pour savoir ce qu'ils devaient faire ensuite.

Sage Simon les félicita d'avoir complété si rapidement la première partie de la chasse.

"Maintenant vous devez…"dit Sage Simon, pendant que Jacques et Samuel écoutaient avec attention, "Maintenant vous devez aller trouver Dr. Gentil Gotunda qui sait comment mettre ensemble tous les ingrédients de la liste de la Chasse au Trésor pour Kangourous Jumeaux".

"Promettez-moi de venir me rendre visite quand vos kangourous seront nés " dit-il avec beaucoup d'enthousiasme.

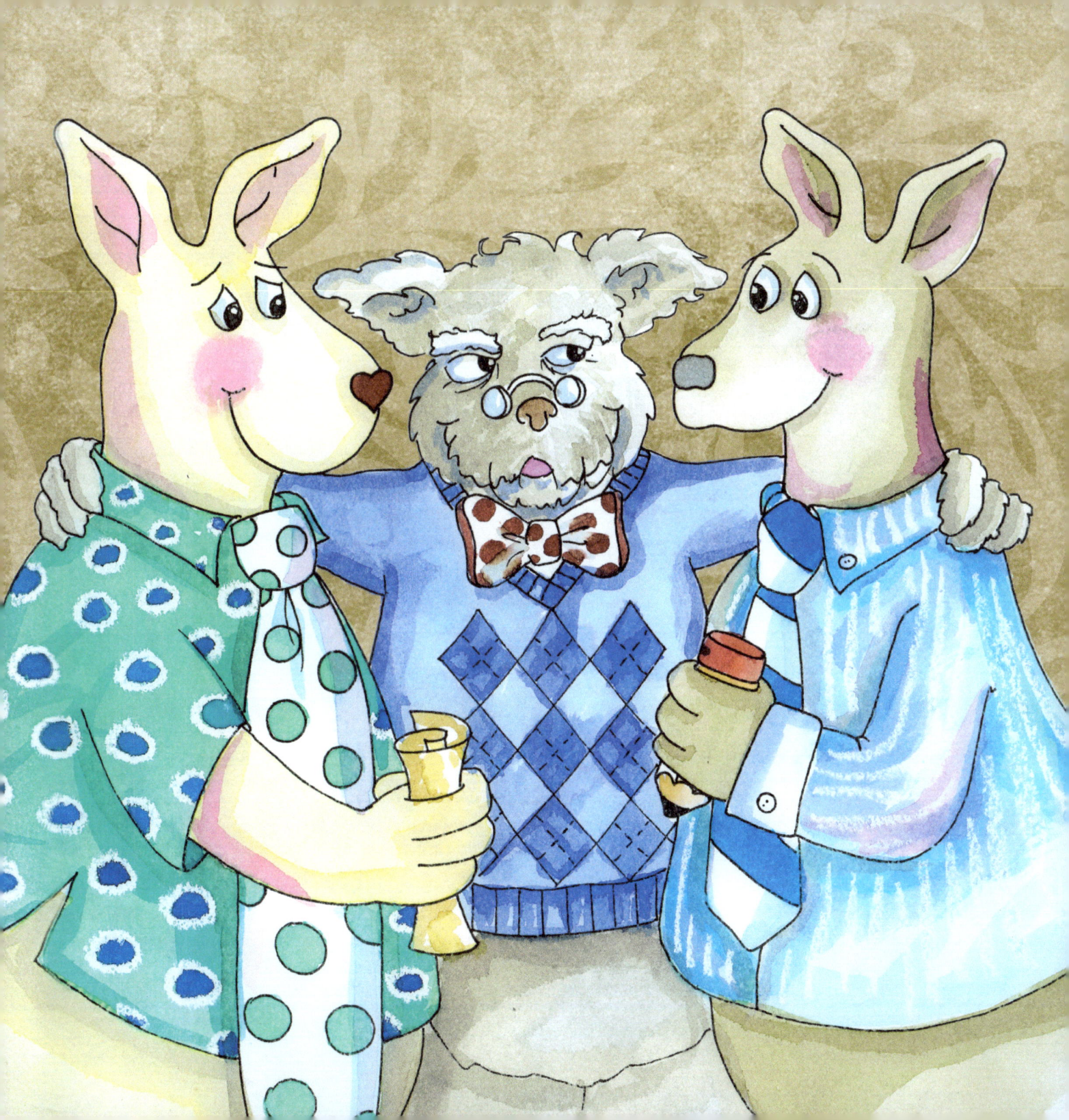

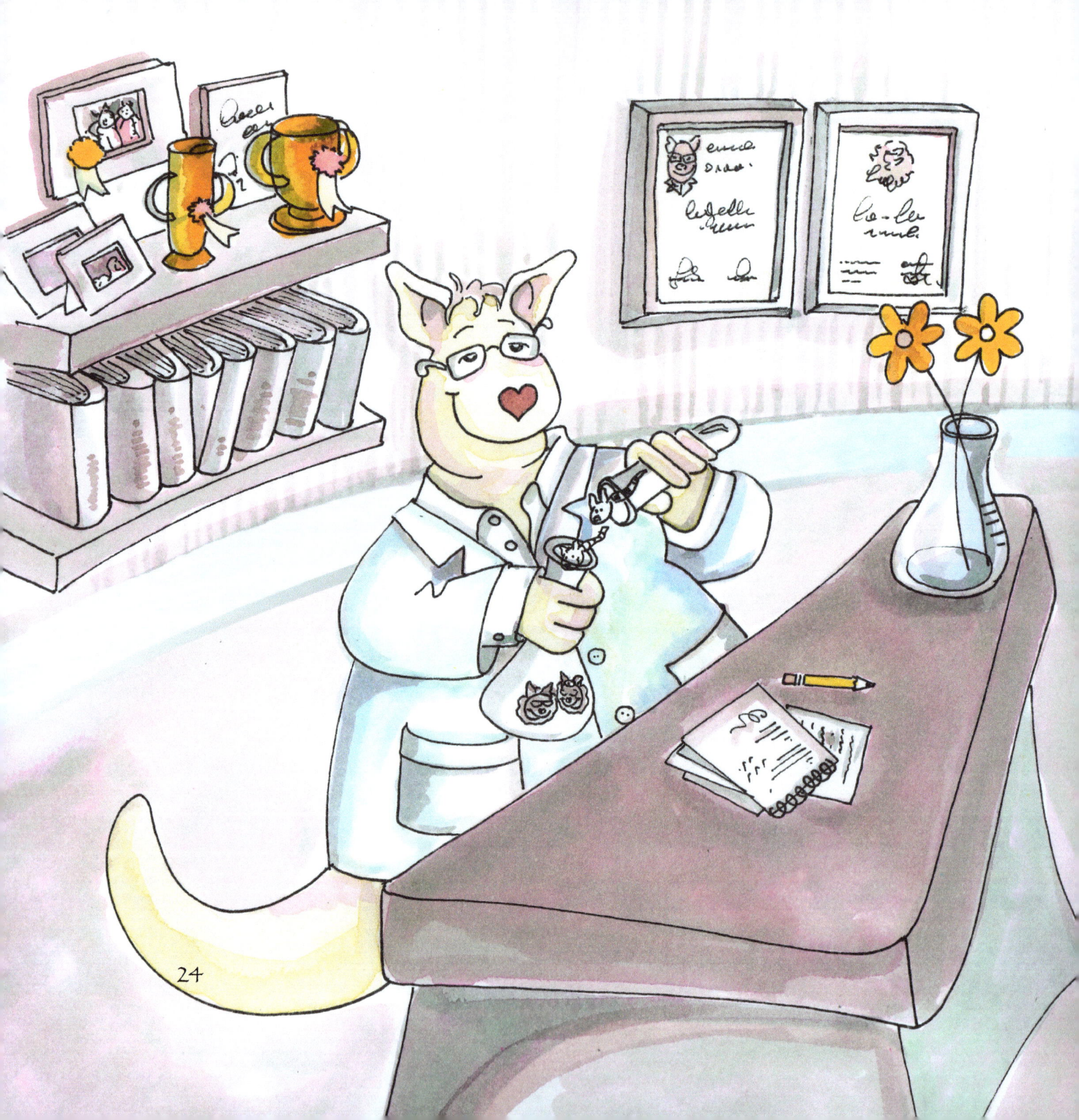

A la clinique, Dr. Gentil Gotunda mit doucement ensemble les ovules de l'Aimable Adèle et les spermatozoïdes de Jacques dans une éprouvette et s'en occupa patiemment jusqu'à ce qu'ils se fertilisent et deviennent un, formant ainsi deux embryons, ce qui est le début des jumeaux.

Quand les embryons commencèrent à grandir le docteur Gentil Gotunda les plaça à l'intérieur de la poche ventrale de Douce Dorothée. Ainsi caché à l'intérieur ils continuent

à grandir...
et grandir...
et grandir.

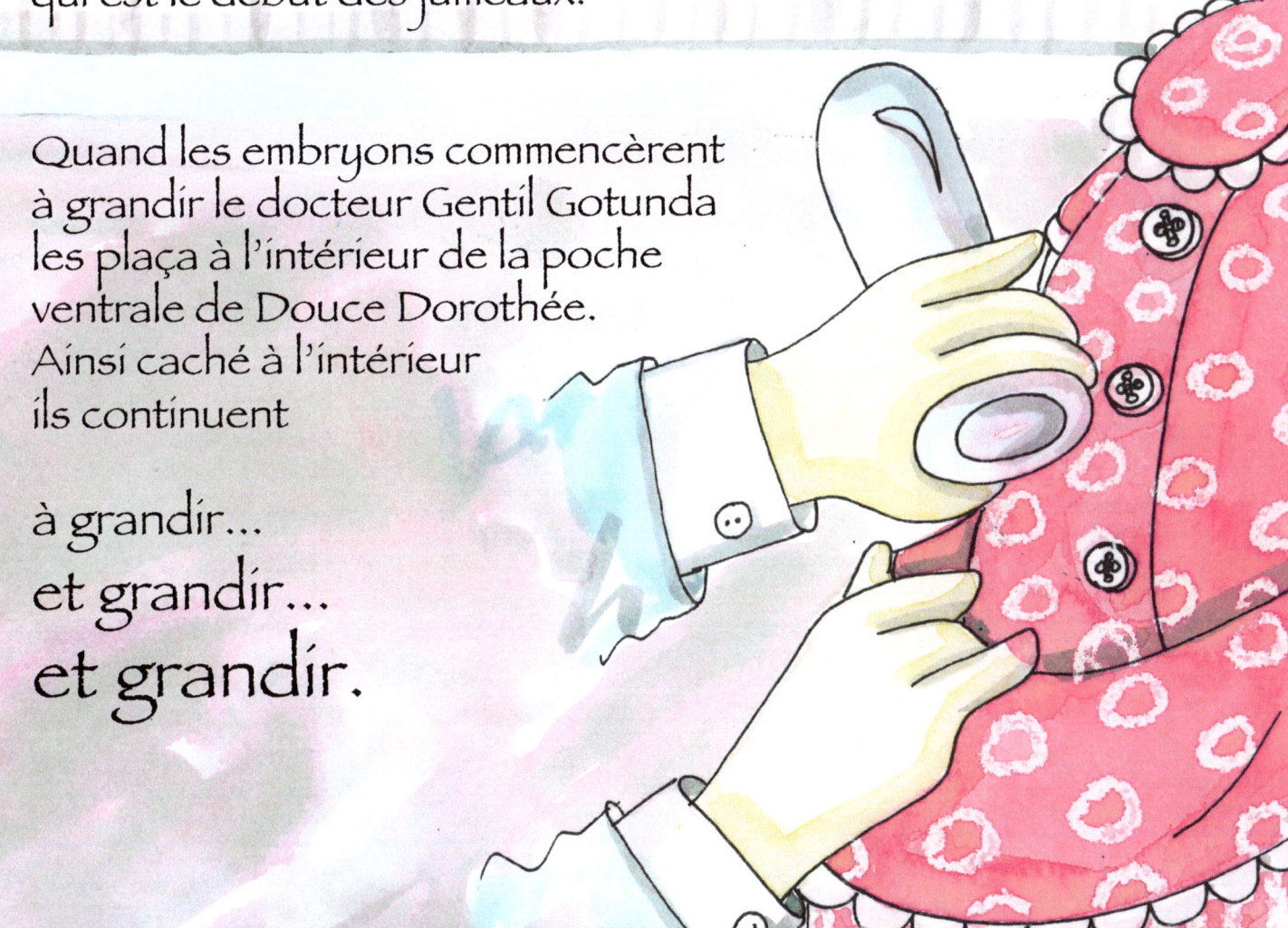

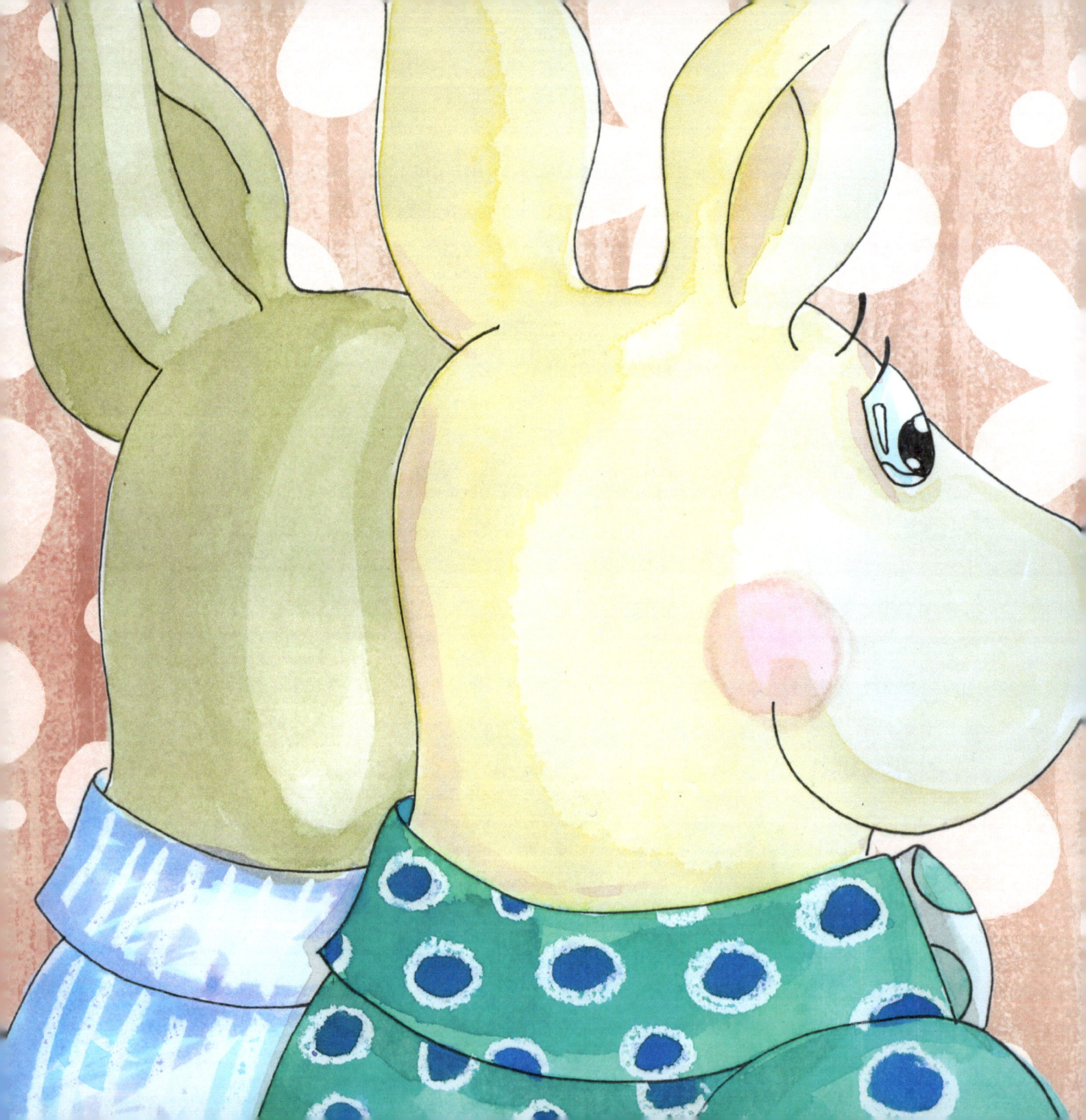

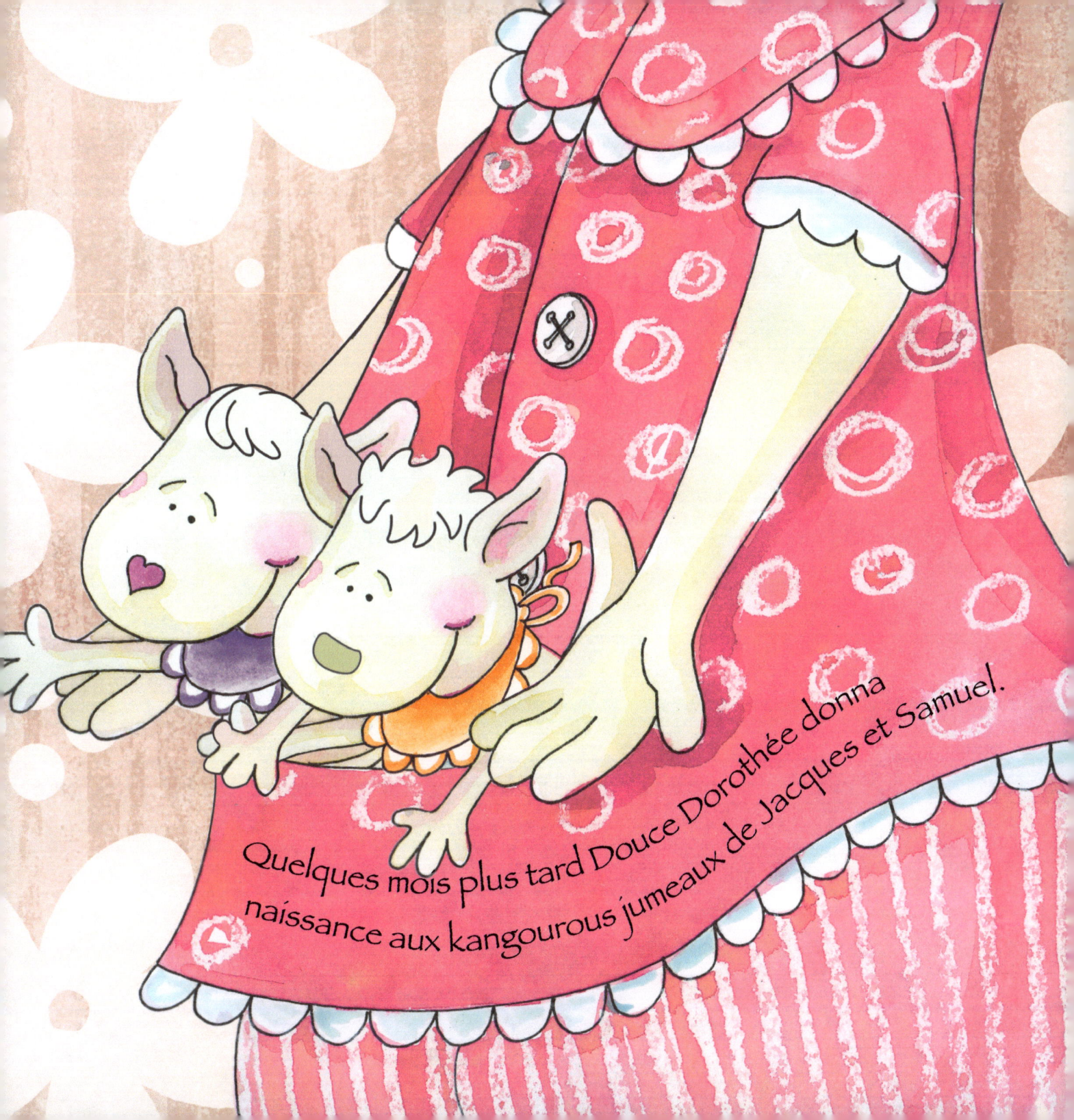

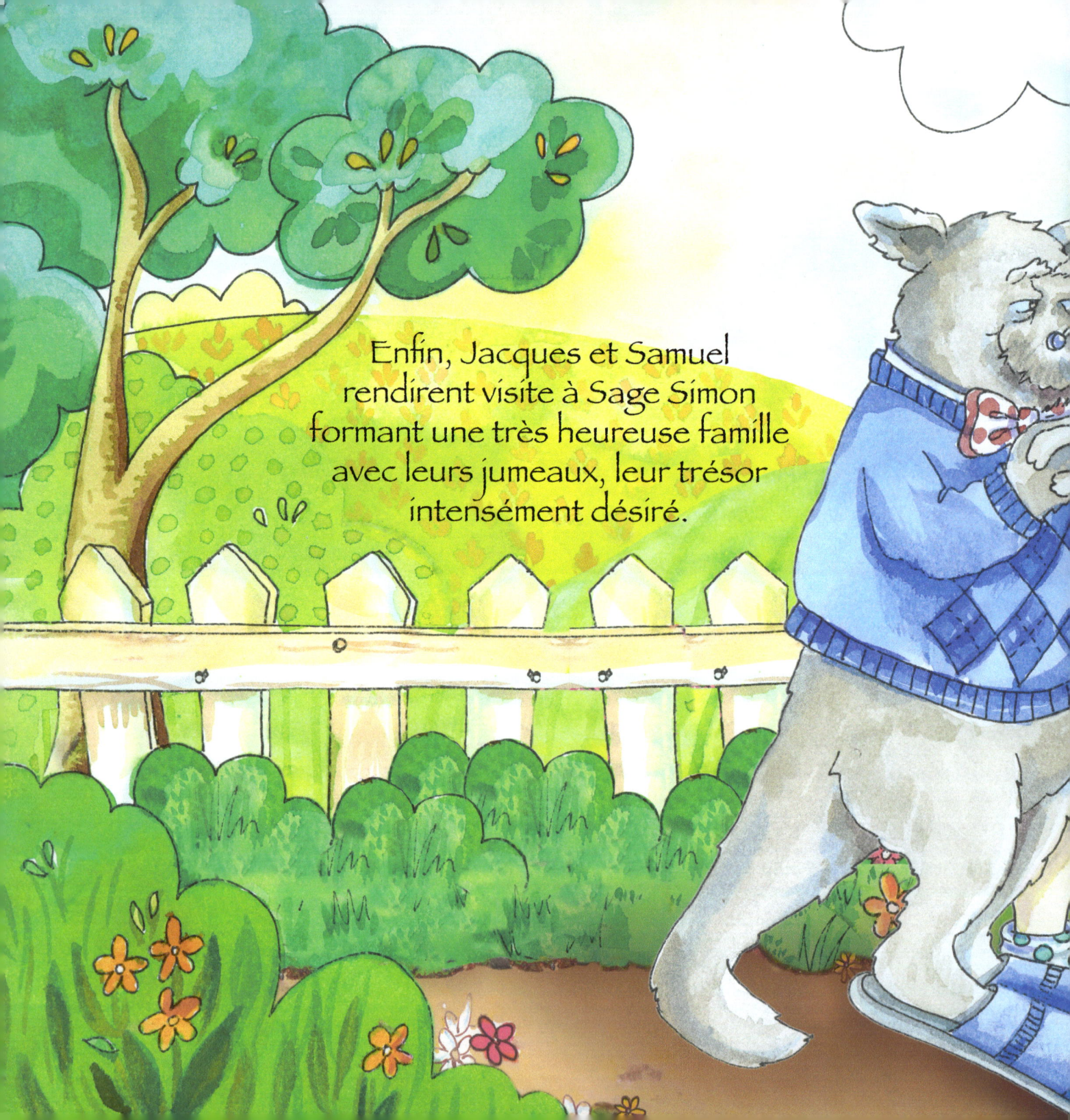

Enfin, Jacques et Samuel rendirent visite à Sage Simon formant une très heureuse famille avec leurs jumeaux, leur trésor intensément désiré.

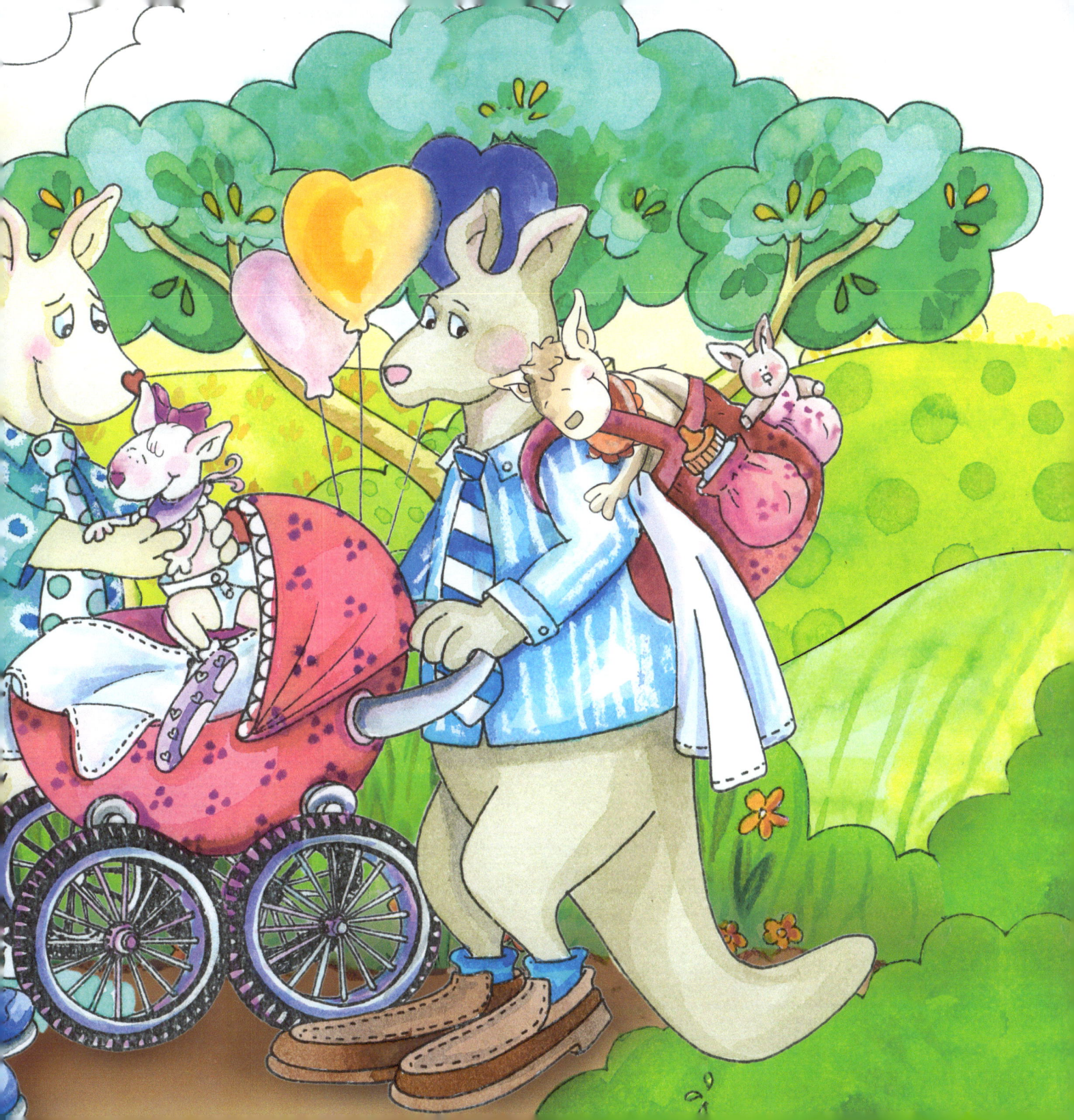

www.ingramcontent.com/pod-product-compliance
Lightning Source LLC
Chambersburg PA
CBHW042022080426
42735CB00003B/138